AF475127

CONSIDÉRATIONS HYGIÉNIQUES

SUR L'USAGE

DU TABAC.

CONSIDÉRATIONS

HYGIÉNIQUES

SUR L'USAGE DU TABAC,

PAR J. B. R. B.

Trahit sua quemque voluptas.
VIRGILE

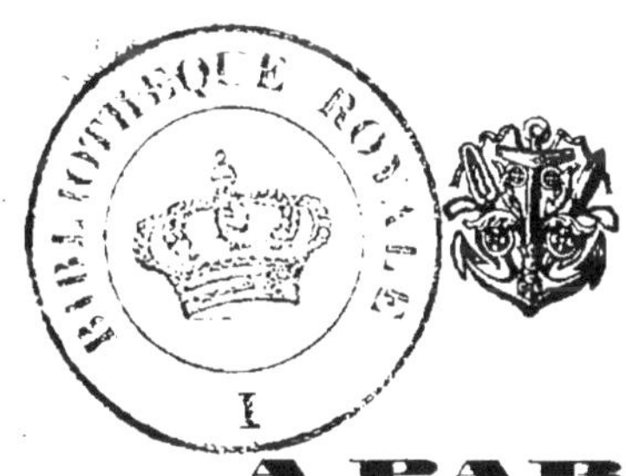

A PARIS,
CHEZ J. B. BAILLIÈRES, ÉDITEUR,
RUE DE L'ÉCOLE DE MÉDECINE, 13.

1839.

Bordeaux, Imprimerie de Prosper FAYE,
rue du Parlement-Sainte-Catherine, 21.

AVANT-PROPOS.

Sur toutes les parties du globe, à toutes les latitudes, sous l'influence de tous les climats, dans tous les degrés de la civilisation, dans toutes les conditions de la vie sociale, dans les palais et dans les chaumières, sous la tente et sur le tillac, l'homme fume, prise et mâche même le tabac. En effet, quand on voit que partout il est vivement appeté, que partout on est avide de la sensation qu'il produit, que sa privation cause un véritable malaise ou un véritable tourment difficiles à supporter par ceux qui y sont habitués, on aurait lieu d'être surpris que les accidens formidables et souvent funestes qui peuvent en être la suite ne se manifestent pas plus souvent chez les personnes qui en font usage, si l'on ne savait que l'habitude a l'heureux privilége de rendre l'économie animale insensible aux influences les plus délétères, et de neutraliser, en quelque sorte, les causes les plus pernicieuses.

En se livrant à ces considérations, nous sommes surpris que personne n'entreprenne de tracer en raccourci les divers modes d'actions du tabac sur l'organisation. Nous entrepenons aujourd'hui cette tâche assez difficile, et nous pensons rendre un véritable service aux amateurs du tabac, en traçant ici quelques règles hygiéniques, et ce sera une récompense bien flatteuse de voir nos recherches couronnées par leurs suffrages.

Considérations hygiéniques

SUR L'USAGE

DU TABAC.

CONSIDÉRATIONS

Higiéniques

SUR L'USAGE DU TABAC.

Le mot de *Tabac* est dérivé de *Tabago*, nom d'une ville d'Amérique où les Espagnols rencontrèrent cette plante pour la première fois ; et celui de *Nicotiane* vient du nom de *Nicot*, ambassadeur de

France en Portugal, en 1560, à qui l'on doit la connaissance du tabac. Ses feuilles, qui sont les seules en usage, exhalent un odeur forte, piquante et vireuse; elles contiennent, d'après l'analyse, outre les différens sels à base de potasse, de chaux et d'amoniaque, de la gomme, un extrait amer, de la nicotine et un principe nommé Nicotianine, solide, cristallisable, volatil, d'un aspect gras, insoluble dans l'eau et les acides, mais soluble dans l'alcool, dans l'éther et les alcalis, et à laquelle le tabac doit ses propriétés vénéneuses.

La préparation du tabac consiste à cueillir ses feuilles à maturité, à les placer en tas et à provoquer la fermentation au moyen de la *sauce* qui se fait avec de l'eau-de-vie, de l'eau de chaux et de la mélasse; après quoi l'on roule les feuilles en *carottes* pour en faire le tabac à priser, en les rapant; à chiquer, en tordant les feuilles sous forme de corde; à fumer, en les hachant menues, ou en roulant des feuilles de choix pour en faire des cigarres. Le tabac en cigarre est donc le plus innocent de tous, en ce que sa feuille est moins sujette aux sophislications et subit moins de ces préparations qui ajoutent à ses qualiés irritantes.

Le tabac est preque un aliment : il entre tellement dans les habitudes, que ce serait morale perdue que de sermoner sur ce point. Pour couper court à tout le mal qu'on en a dit, exposons brièvement tous ses dangers; nous parlerons ensuite plus à l'aise, sinon des avantages, du moins des consolations qu'il procure.

Quelque soit le mode d'application, il paraît que ses molécules sont absorbées et déterminent, sur le système nerveux, une action qui peut produire un tremblement général, la consomption et la mort. Nul doute que l'abus de cette plante ne puisse amener cet état d'hébétude que l'on remarque chez quelques individus *abrutis* par l'usage du tabac; mais si l'on fait attention que les personnes adonnées à ce défaut, se livrent en général à d'autres excès, tels que l'ivrognerie et la débauche, on sentira qu'il ne faut attribuer au tabac qu'une part, quelquefois très légère, dans la production de cet état de dégradation physique et morale.

A part cette irritation excercée sur la bouche, car la majeure partie n'use guère de tabac qu'en fumée et en masticatoire, nous pensons qu'on a beaucoup exagéré les effets pernicieux de cette plante, et nous en appelons à tant de personnes qui n'en ont jamais vu résulter d'accidens graves. Concluons donc que les détracteurs du tabac ont puisé, en grande partie, leurs dispositions malveillantes dans le dégoût que leur inspire l'usage d'une plante âcre, nauséeuse, et qui imprime à l'individu certains attributs repoussans pour la bonne société, plutôt que dans les dangers réels de cet usage, pourvu toutefois qu'on ne l'emploie pas comme remède à l'intérieur, circonstance qui fréquemment a donné lieu à quelques-uns des accidens graves signalés plus haut.

La *chique* est la forme la plus usitée parmi les soldats, les marins et les gens du peuple; cette prédilection tire son principe de la facilité qu'elle donne de pouvoir vaquer à toutes les occupations sans interrompre l'acte sensuel; de sa commodité, exempte qu'elle est d'attirail, de la facilité avec laquelle on la dissimule, n'altérant que l'haleine et même assez légèrement lorsqu'on n'en abuse pas. Nous avons vu des officiers chiquer en plein bal, sans que personne s'en aperçut. Ajoutons à cela que le tabac à chiquer est en général à bas prix, malgré le monopole, ce qui ne laisse pas que d'être un objet assez considérable dans le bugdet du soldat et du marin. Les personnes aisées chiquent le *bitord* ou tabac en ficelle, qui est d'une qualité supérieure au tabac en corde.

La chique irrite la bouche, détermine un flux abondant de salive qui peut nuire à l'accomplissement des digestions; son suc avalé, peut irriter l'estomac et parfois déterminer le vomissement; mais ces inconvéniens n'ont guère lieu que pour les débutans. Chez les chiqueurs de profession, arrive un temps où la salivation n'est plus activée, où l'on chique sans cracher: c'est *le summun*, le *beau idéal* de l'art. Quant à l'écoulement de cette salive colorée aux angles des lèvres, et à l'odeur forte et repoussante de la bouche, ce sont des désagrémens qui ne blessent que les gens délicats, et qui n'arrivent d'ailleurs qu'à ces gloutons qui sans cesse ont la bouche pleine de tabac; le simple nœud de bitord ne présente pas ces inconvéniens, surtout si l'on a soin de se rincer la bouche à l'eau fraîche, parfumée, ou mieux chlorurée, comme on le conseille toujours.

Outre les inconvéniens de l'irritation, de la salivation et de l'odeur qui non seulement imprègne l'haleine, mais encore les mains et les vêtemens, la pipe altère les dents dont elle use l'émail, brûle et décolore les lèvres, désavantages que n'offre pas le cigarre qui comporte d'ailleurs une odeur moins désagréable. Les cigarres que l'on débite dans les bureaux, varient beaucoup suivant leurs prix. Ceux du prix de cinq centimes, outre le désavantage de ne pas bien brûler à cause de la substance grasse et nauséeuse qu'ils contiennent, sont d'un mauvais goût; leur odeur forte se fait sentir dans l'haleine; ils échauffent la gorge et se fument difficilement. Ceux dits de la Havane et que l'on vend quinze et même vingt centimes, sont les meilleurs, mais la grande chèreté de ces cigarres n'en permet l'usage qu'aux riches consommateurs; la fumée en est douce et suave et laisse peu d'odeur dans la bouche. Ces cigarres conviennent surtout aux débutans à cause de leur innocuité, n'exposant pas, lorsqu'on les fume modérément, à l'ivresse, comme la pipe et comme ceux de moindre valeur. La cause de l'ivresse provient de l'humidité du tabac, c'est pour cela que beaucoup de débutans ne fument le cigarre qu'à moitié et conservent le reste pour plus tard. Cette habitude vicieuse a le double désavantage de ramolir cette moitié de cigarre et de lui donner un mauvais goût, car le peu de fumée contenu dans les petites cavités du cigarre, y développe un léger ferment capable de produire cette âcreté désagréable des vieilles pipes et des cigarres communs. Il vaut mieux couper en deux le cigarre dont on ne veut user que la moitié, et conserver l'autre intègre pour une autre fois.

La cigarette est sans contredit la manière la plus élégante, la plus efficace et la moins dispendieuse. Sa fumée, combinée à celle produite par la combustion du papier, est tonique, douce et presque sans odeur dans la bouche; en été, on devrait lui donner la préférence, et imiter en cela les Espagnols qui ont su apprécier les avantages de la cigarette.

Le tabac à fumer, de première qualité, est doux et d'une saveur assez agréable; chez quelques personnes, il a l'inconvénient de dessécher la bouche et de stimuler un peu la langue. Le tabac ordinaire se rapproche du premier, lorsqu'après l'avoir desséché au soleil, on neutralise son goût âcre et vireux en l'arrosant avec un peu d'eau vinaigrée. La pipe, vulgairement appelée pipe *culotée*, quoique très estimée des fumeurs, est nuisible; le jus ou pour mieux dire l'essence quelle sécrète, peut, à la longue, diminuer la vitalité des gencives et donner à la bouche une odeur forte et repoussante, difficile à masquer.

Ces désavantages peuvent-ils entrer en balance avec les services réels que donne le tabac? Sans parler de la propriété qu'on lui attribue de calmer

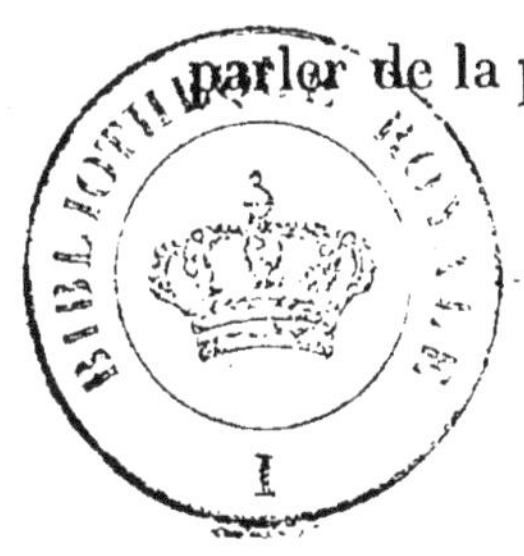

la faim, il répond à cet impérieux besoin de sensation dont l'homme est tourmenté, et qu'il cherche à satisfaire en nourrissant des appétits grossiers, au défaut des impressions plus délicates qu'il rencontre au sein d'une société dont il est souvent privé. C'est une vieille absurdité que de déclamer sans cesse contre les écarts de l'imagination et les goûts prétendus contraires à la nature; tous les actes de l'humanité trouvent leur raison dans l'humanité même, et l'homme, en se livrant à ces écarts, ne fait qu'user du privilége de son organisation s'exerçant dans les limites de sa puissance. Donnez à son imagination, à ses sens, un aliment conforme à vos institutions ou à vos préjugés, et l'homme sera ce que vous voulez qu'il soit; là, gissent les avantages de l'éducation. Mais qu'avec des sens avides et des idées agissantes, vous le placiez dans des conditions autres, vous aurez aussi d'autres déterminations, d'autres penchans. En un mot, nous usons de tabac, comme vous usez de bal, de musique, de spectacle; comme le littérateur se repait de Voltaire; le savant d'un problême abstrait. Tout vient se résoudre dans ce grand mobile de l'animalité : la *sensation.*

Chez les uns, est c'est le plus grand nombre, cette sensation est instinctive, irréfléchie; ils en recueillent les bienfaits, comme ils jouissent de l'air qu'ils respirent, c'est-à-dire qu'ils n'ont qu'un sentiment négatif dont la conscience n'est éveillée que par la privation. D'autres, plus heureux, se replient sur les impressions senties; c'est à ceux-ci que nous nous adressons. Nous ne chercherons point à déterminer, comme le dit *Tissot*, si le tabac affaiblit la mémoire, émousse la sensibilité; ce ne sont que des résultats extrêmes ou secondaires qui lui sont communs avec les stimulans les mieux caractérisés. Ce qu'il y a de certain, c'est que l'homme habitué au tabac, endure plus courageusement la faim, la soif et toutes les vicissitudes atmosphériques. Dans nos colonies, il aide l'esclave à souffrir patiemment la servitude, l'oppression, la misère et le honteux avillissement auxquels il est éternellement condamné. Parmi les hommes civilisés, son secours est souvent invoqué contre l'ennui et la tristesse; il soulage quelquefois les tourmens de l'ambition déçue de ses espérances, et concourt quelquefois à consoler les malheureuses victimes de l'arbitraire et de l'injustice. Mais son plus précieux avantage est de porter au recueillement, de ramener les idées au passé ou de les lancer dans l'avenir, et comme l'opium des Orientaux, de répandre, sur les créations imaginaires, un voile de béatitude qui masque les couleurs sombres et reflète les doux rayons de l'espoir. Voyez ce matelot fumant sur la drôme : son recueillement ressemble au sommeil; pour lui le bonheur c'est l'oubli. Voyez actuellement ce jeune officier, mesurant à pas pressés la longueur du navire, et lâchant sa bouffée de tabac à chaque évolution sur lui-même : celui-ci nage dans les espaces de l'avenir, il commande un vaisseau, bombarde les Mexicains, que sais-je? Le premier dort sans rêver, le second rêve sans dormir; tous deux sont heureux à leur manière. Le réveil pour eux sera pénible peut-être, mais ils ont fait provision de quiétude; en attendant les jours s'écoulent, le navire fait route et bientôt ils seront au port.

Sans le tabac, que deviendrait donc le marin, pendant ces longues traversées, ces croisières insipides que rien ne peut distraire; durant ces quarts paisibles et solitaires des belles nuits, où l'ame s'abandonne à de vaines chimères, aux illusions de l'amour-propre et aux rêves de l'ambition.

Quelle attrayante distraction ne trouve pas le soldat aux fatigues de la guerre, lorsqu'après la victoire, assis avec ses camarades près du feu du bivouac, il raconte, en fumant sa pipe, les hauts-faits qui ont signalé la sanglante journée. Quel ravissement pour lui, lorsque de retour dans ses foyers, se trouvant à table avec ses amis, il savoure les délices de la fine tasse de *moka* dans laquelle il a vu bleuir la flamme scintillante du punch à travers la blanche fumée du divin la *Havane*.

De toutes les boissons, la bière est la meilleure et la préférée par les fumeurs; il parait que l'acide carbonique qu'elle renferme, jouit de la propriété d'atténuer la force de la pipe; tandis que les boissons spiritueuses, et tout le monde le conçoit, agissent d'une manière opposée. Les vieux fumeurs peuvent enfreindre impunément cette loi, mais que de jeunes gens, en partie d'orgie, ont payé cher quelquefois un pareil déréglement à leurs habitudes.

La prise est la manière la plus décente d'user de tabac, aussi occupe-t-elle un rang distingué parmi la haute bourgeoisie. Le tabac à priser produit des résultats bien moins graves que ceux occasionnés par les deux méthodes précédentes. Dans les commencemens, il détermine l'éternuement, des maux de tête, et peut produire des vertiges. Il émousse, à la longue, la sensibilité de l'odorat et ne fait plus éternuer. Dans le principe, il augmente la sécrétion des narines et peut établir une révulsion salutaire dans certaines affections chroniques, ou diminuer l'impression des mauvaises odeurs. En un mot, on trouve dans la prise toutes les jouissances morales du tabac à fumer.

Le bulletin Français, dans son dernier numéro d'avril, fait une remarque très exacte sur le moyen de mêler les tabacs de diverses qualités.

« Quelques priseurs, dit ce journal, ont l'habi-
« tude, pour rendre le tabac en poudre plus agréa-
« ble, de faire des mélanges qui sont obtenus
« en ajoutant, au tabac ordinaire, des quantités plus
« ou moins considérables de tabac étranger. »

« Des observations faites à plusieurs reprises, nous ont démontré que de semblables mélanges « ne devaient être faits qu'au moment d'en faire « usage; les mélanges faits d'avance perdent de « leur goût, de telle façon que des tabacs ainsi « mêlés n'ont plus que l'odeur du tabac ordinaire « au bout de huit à dix jours de mélange; on doit « donc, pour obvier à cet inconvénient, ne faire « des mélanges que pour deux ou trois jours seu- « lement, et non pour quinze jours, un mois et « plus, comme cela se fait ordinairement. »

Comme toutes les impressions répétées, le tabac devient un besoin, non pas besoin de sensation, mais besoin d'organisation : tel individu ne peut digérer le plus maigre repas, s'il ne mâche une chique ou ne brûle un cigarre immédiatement après. Cette voix impérieuse dicte les expédiens les plus bizarres. Nous n'oublierons pas ce vieux matelot qui se trouvait dans une salle d'hôpital pour un mal de gorge: voyant, à la saillie de sa bouche, qu'il mâchait quelque chose : « Comment, » lui dit le médecin de service, « vous avez mal de gorge et vous chiquez? — « Major, » répondit-il, « depuis trois jours je n'ai pas de tabac!!!» et en même temps, il tira de sa bouche un morceau du sac de cuir qui servait à contenir son tabac. Les larmes qui roulaient dans ses yeux humectèrent nos paupières, et nous lui procurâmes de suite du tabac. Il nous remercia dans des termes difficiles à reproduire. Nous avons la conviction que, si la privation de tabac n'a pas causé le mal de gorge, c'est du moins le tabac qui l'a guéri.

Le tabac, dit le professeur *Rostan*, devient d'une nécessité si indispensable lorsqu'on en a contracté l'habitude, que le misérable supporte plutôt la privation du pain que celle de cette substance. La cessation subite de son emploi peut occasionner une foule de maladies. Un jeune médecin, jeune homme fort instruit et de beaucoup d'espérances, sentant combien, dans l'exercice de son état, son usage entraîne de désagrémens, tenta de s'en défaire. Les premiers jours, gaîté singulière, inspirations poétiques contraires à son état ordinaire; puis morosité, taciturnité, colère même, quoique d'ailleurs il fut d'un caractère très doux ou pour mieux dire qu'il eût beaucoup d'empire; espèce de délire pendant la nuit, idées bizarres et incohérentes: cet état persista plusieurs jours.

Lorsqu'on veut perdre l'habitude de prendre du tabac, il faut y procéder avec beaucoup de gradations. Ce n'est que lentement qu'on peut y parvenir. Ce serait donc affecter un rigorisme inutile et déplacé, que de lutter contre un usage qui, s'il n'est pas dépourvu d'inconvéniens, offre du moins quelques douceurs aux malheureux. Le chirurgien militaire, celui de la marine, le médecin attaché au service des prisons, feront bien de s'en munir, même quand ils n'en consommeraient pas; c'est le cadeau le plus agréable qu'ils puissent faire. Quant à l'usage qu'ils peuvent en faire eux-mêmes, nous ne portons pas la sévérité jusqu'à le prescrire comme contraire à la dignité médicale; cet usage n'a rien d'inconvenant au milieu de gens qui, la plupart, ont la même habitude, mais il leur faudra renoncer au tabac aussitôt qu'ils auront pris place dans une société délicate; or, nous pensons que, pour concilier un goût justifié par les circonstances avec l'obligation de blesser le moins possible ce qu'on appelle les *bienséances*, ils feront bien de s'en tenir à la prise et de n'y déroger que par occasion.

Nous ne parlerons point des usages médicaux du tabac, mais nous rappellerons que la sensation qu'il donne sert avantageusement la connaissance des maladies. C'est ainsi que la perte du goût pour le tabac est un signe assez grave, et les fumeurs eux-mêmes se croient dangereusement affectés lorsqu'ils en viennent à répugner à son usage : c'est ordinairement le dernier appétit qui les abandonne. Par la même raison, on doit augurer favorablement lorsque le malade vient à recouvrer le goût et le désir de l'usage du tabac.

FIN.

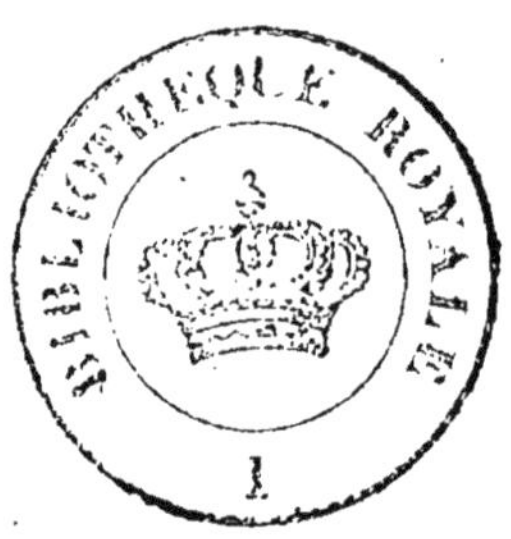

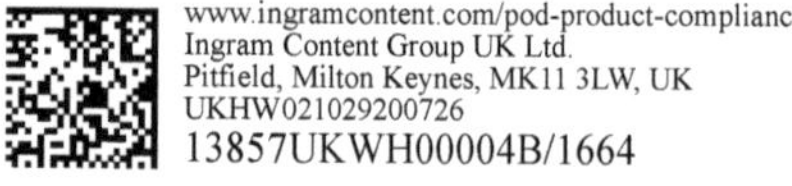
www.ingramcontent.com/pod-product-compliance
Ingram Content Group UK Ltd.
Pitfield, Milton Keynes, MK11 3LW, UK
UKHW021029200726
13857UKWH00004B/1664